Félicia MUKONKI MULIMI

Accouchement par césarienne "voie haute"

Félicia MUKONKI MULIMI

Accouchement par césarienne "voie haute"

Nouvelle forme de violence

Éditions Muse

Imprint

Cover image: www.ingimage.com

Publisher:
Éditions Muse
is a trademark of
International Book Market Service Ltd., member of OmniScriptum Publishing Group
17 Meldrum Street, Beau Bassin 71504, Mauritius

Printed at: see last page
ISBN: 978-620-2-29682-3

Accouchement par voie haute "césarienne", un calvaire pour la gestante dans la société : regards sur les maternités de Kinshasa en R.D. Congo.

Par Félicia MUKONKI MULIMI

Diplômée en sciences et techniques de développement

Chercheuse en Genre et Développement,

Mail : feliciamukonki@gmail.com

Téléphone : +243 815 717 429

Kinshasa, République Démocratique du Congo

Dédicace

A toutes les mamans qui ont accouché une ou plusieurs fois par voie haute "césarienne" ; qui partagent les mêmes soucis, peines et craintes avec nous dans les différentes maternités de la ville de Kinshasa ; qui n'ont pas eu le courage de s'exprimer et de dénoncer ces mauvaises pratiques de corruption qui ne dit pas son nom ; nous leur rappelons aujourd'hui si elles ne le savaient pas depuis longtemps, que nous sommes, depuis ces dernières décennies, victimes d'une nouvelle forme d'atrocités, de violences contre la femme, de tortures psychologiques, suite à l'imposition d'accouchements par voie haute « césarienne », parce que c'est voulu par les sages-femmes et leurs médecins.

Vous les savez comme nous, que les factures d'accouchement suite l'intervention chirurgicale appelée "césarienne" coûte trois ou quatre fois plus élevée que celle d'accouchement par voie basse dite "naturelle". Suite à cette différence de prix factures entre ces deux méthodes d'accouchement, vous êtes d'avis avec nous que les femmes-sages et médecins encouragent moins les accouchements par voie basse, même si pendant votre période de la consultation prénatale de huit à neuf mois, la grossesse a bien évolué et n'a présenté aucun risque.

Dans ce récit, nous voulons vous raconter les traumatismes psychologiques et physiques dont nous avons été victimes ainsi que les soucis qui nous ont affectées avec d'autres femmes gestantes qui ont partagé la même salle avec nous dans une maternité de Kinshasa lors de notre premier accouchement.

Nous espérons qu'une fois ce récit vous parviendra partout où vous vous trouverez, vous n'hésiterez pas de nous recontacter pour enrichir ce travail par vos témoignages plus enrichissants. Pensant à la situation socio-économique que vos chers époux traversent au cours de ces années et les difficultés auxquelles vous êtes confrontées pendant vos grossesses et le moment d'accouchement, nous prenons le courage de dire tout haut ce qui se dit tout bas, dans ce récit dont nous avons l'honneur de vous dédier.

1. Présentation de la situation

Dans la tradition africaine en général, et celle de la République Démocratique du Congo en particulier, le mariage d'une jeune fille est une joie au sein de la famille et dans toute la communauté. Mais cela ne suffit pas; la communauté sera encore dans la plus grande joie lorsque la jeune femme tombe enceinte ; signe qui rassure au conjoint et à sa famille, de la fécondité de la future mère.

Une femme enceinte fonde de l'espoir dans le jeune couple ; elle donne une assurance de la procréation ; d'abord dans sa famille biologique, à celle de son conjoint et au sein de toute la communauté.

La période de la grossesse est alors un moment heureux, moment plein d'espoirs ; car toute femme rêve de porter son fœtus pendant neuf mois, pour qu'au finish, elle accouche son bébé ; mais la grossesse est aussi d'autre part, une période d'incertitude, car souvent, accompagnée de quelques soucis : vomissements, fatigues généralisées, des fréquents rendez-vous des consultations prénatales chez les médecins, etc.

La période prénatale étant à la fois heureuse car, fondée sur l'espoir d'accueillir le nouveau-né, mais aussi en même temps d'incertitude, nécessiterait, à notre avis, un accompagnement psychologique permanent et renforcé. Mais, à quel niveau débute le calvaire de la femme avant sa maternité à Kinshasa ? Les phrases qui suivent nous en diront long.

1. a. Période prénatale

La période dite prénatale est une durée de neuf mois qui précède l'accouchement chez la femme, à dater de la conception du fœtus. En médecine, cette période est caractérisée par des suivis fréquents de l'état d'avancement de la grossesse par les professionnels médicaux qu'on appelle consultations prénatales « CPN », qui commence dès le jour où la femme enceinte se présente à l'Hôpital en vue de commencer les consultations chez le médecin pour un suivi jusqu'au jour de son accouchement.

Dans la plupart des maternités de la ville de Kinshasa, dès le jour de la présentation de la future maman à l'hôpital pour se faire enregistrer à la CPN, les sages- femmes commencent à s'interroger et feront tout ce qui leur sera possible pour découvrir le statut de la future mère. Est-elle mariée ?, avec quel époux ?, où travaille son époux ?, a-t-il quelle fonction ?

Ces renseignements, une fois fournis, permettront aux sages-femmes de catégoriser cette nouvelle cliente. S'il est bien établi que la femme vient d'un foyer bourgeois, d'un époux friqué, même si la grossesse évolue sans risques, la future femme se verra chaque fois proposée par les sages-femmes ou médecins, des examens plus spécialisés tout le long de sa grossesse.

Voici comment l'on dit pour une première raison : *"Madame, ta grossesse a un très bon début, mais il faudrait te faire un examen du scanneur pour connaitre la position de l'enfant dans le ventre"* ; une deuxième raison sera de vous demander : *"Madame, il te faut une échographie pour savoir le sexe de l'enfant"*. Tous ces examens sont motivés parce que la dame doit faire entrer de l'argent dans la structure sanitaire.

Si nous prenons un autre cas d'une femme qui s'est présentée à la même maternité le même jour dans les mêmes conditions que la femme précédente, identifiée comme épouse d'un agent de la fonction publique (appelé à Kinshasa comme agent de l'Etat) par exemple une femme d'un policier, d'un militaire, chez laquelle l'on sait qu'elle ne dispose pas de moyens, l'on remarquera que l'on ne lui demandera ni lui exigera aucun examen pour la même situation. Ils se limiteront seulement à des simples consultations. Même si les examens leur seront demandés, ils ne seront pas de la même fréquence comme pour le cas de femme précédente.

Les grossesses de deux femmes comparées, évoluant dans les mêmes conditions, c'est le jour de l'accouchement que l'on vit la plus grande surprise. Chez la femme identifiée comme bourgeoise, se verra proposée une intervention chirurgicale « césarienne » brusquée, prétextant que (1) l'enfant n'est pas encore bien descendu ; (2) l'autre argument, c'est soit que l'enfant est beaucoup plus gros; (3) que l'enfant n'a pas changé de position, (4) l'enfant est en souffrance et que l'on doit intervenir urgemment pour sauver l'enfant et sa maman (5) ; la tension artérielle est élevée ou a baissé sensiblement (6) l'enfant est ligaturé par le cordon ombilical, etc.... ; bref, des raisons qui ne sont avancées qu'à la dernière minute tant bien même fondées ; alors que chez l'autre femme identifiée comme épouse d'un agent de la fonction publique(épouse du policier par exemple), dont on ne se contente pas de connaitre ni sexe ni position, à laquelle aucun examen de l'échographie n'a été fait même pour connaitre le sexe, il n'y aura aucun risque enregistré pour son accouchement. Elle fera sa maternité sans risque enregistré.

NOS MOMENTS DE PEINE ET DU CALVAIRE

1. b. Le jour d'accouchement

Il est presque 21:30, un samedi-Saint du 26 mars 2016, alors que nous étions partis à la messe de la veillée pascale, accompagnée de mon époux, les contractions ont débuté juste au moment où le Prêtre allumait le cierge pascale. Nous nous décidions de quitter l'Eglise pour nous diriger vers la maison avant de rejoindre la maternité. Arrivés à la maternité vers 22:30, mon époux m'a accompagnée à la réception de la maternité où j'ai remplis les formalités nécessaires. Je me suis présentée au service d'accueil de la maternité, munie de mon carnet de la Consultation prénatale « PN », où les sages-femmes m'ont reçu et m'ont installée dans la salle d'accouchement ; et m'ont montré un lit sur lequel je devais attendre mon heure d'accouchement.

❖ **Dans la salle d'accouchement**

Le rapport de la Consultation prénatale ont démontré qu'à partir du 1er jusqu'au 9ème mois, ma grossesse n'avait présenté aucun risque ; tout était parfait pour moi et pour l'enfant.

Accueillie par les femmes dites "sages", elles ont commencé à me poser des séries des questions :

Sage-femme : Madame ! Tu viens à la maternité seule ?

Moi : non, je suis accompagnée de mon époux.

Sage-femme : c'est ton premier accouchement ?

Moi : oui, madame !

Sage-femme : ton époux travaille ?

Moi : oui Madame !

Sage-femme : il travaille où ?

Moi : dans une organisation de la place !

Sage-femme : ce que ton époux a beaucoup d'argent ? Là je n'ai pas eu de réponse à lui fournir, surtout que j'avais des douleurs qui augmentaient au fur et à mesure.

Pendant que j'étais couchée sur le lit en attendant l'heure de mon accouchement, les douleurs s'accentuaient; mais, j'avais remarqué que les sages-femmes ne s'occupent pas de moi ; pour qu'elles viennent vers moi, il faudrait que je leur appelle avec insistance et supplications.

Dans la salle où je fus installée, j'avais observé comment certaines femmes qui étaient avec moi étaient mieux traitées que nous autres. Je ne comprenais pas cette différence de traitement. Pendant que j'étais dans mes douleurs, j'avais vu une femme enceinte entrer dans la maternité, accompagnée de son époux qui travaillait au sein de la même structure hospitalière.

Le Monsieur s'est approché des sages-femmes qui sont ses collègues de service et leur dit : "Ma femme doit accoucher normalement et dans les bonnes conditions". Et du coup, j'avais observé des sages-femmes qui chuchotaient entre elles en se disant : "son époux avait insisté que son épouse devait accoucher par voie basse et dans de bonnes conditions". Ainsi, cette femme a été installée et prise en charge avec beaucoup de soins lors de son accouchement naturelle, c'est-à-dire, par voie basse. Tout s'était bien passé.

Entre temps, les douleurs s'accentuaient ; j'avais fait appel aux sages-femmes pour nous assister ; une sage-femme venait vers nous et me disait : «Madame ! Venez pour que je te fasse les touchers ». Après les touchers, elle nous disait que la colle était déjà ouverte à 6 cm et n'augmentait plus; après quelques minutes, elle m'avait conduite vers le lit d'accouchement.

Ici, j'avais espéré que le moment d'accoucher longtemps attendu était finalement arrivé ; au même moment, je commençais à saigner ; mais hélas ; j'avais vu la sage-femme m'introduire un pince dans mon appareil génital, puis elle troua la poche des eaux qui gardait l'enfant ; quelques deux à trois minutes après, elle me demanda de descendre du lit d'accouchement sur lequel j'étais couchée ; malheureusement, sans avoir accouché ; alors que je pensais qu'elle me demanderait de pousser l'enfant.

Je suis restée embarrassée de peur et de désespoir. Je lui avais demandé en disant : « Madame ! Qu'y a-t-il ? Elle nous répondit : **''on attend le Médecin''**. je suis rentrée sur le lit, toujours avec mes douleurs atroces, la poche des eaux trouée, sans accoucher. C'était horrible !

Quelques minutes plus tard, le médecin entra dans la salle de maternité où il organisa une courte réunion avec les sages-femmes. Quelques instants après, j'avais vu une femme-sage qui s'approchait de moi et m'appela pour répondre à l'invitation du médecin.

Je me suis approchée du médecin qui m'a regardée ; j'avais pressenti qu'il avait quelque chose à me dire, mais il hésitait. Il finit par m'informer que mon cas nécessite une intervention chirurgicale « l'opération césarienne » car l'enfant est en souffrance. J'avais répondu au médecin qu'il n'y avait pas de problème, mais qu'il en parle à mon époux ; chose qu'il ne parvenait pas à faire. Il m'a demandé que moi-même aille dire à mon époux et lui faire accepter.

Troublée et désespérée, je n'ai pas compris ce qui m'est arrivée ; alors que pendant les neuf mois de consultation prénatale, ma grossesse n'a présenté aucune complication. Je suis sortie de la salle de maternité pour rejoindre mon époux dehors. Me voyant venir vers lui tordue des douleurs et en plein saignement, mon époux me demanda : « chérie, qu'est-ce qui t'arrive ? ». je lui répondis : « je ne comprends rien moi aussi mon mari ; le médecin me dit que mon cas nécessite une intervention chirurgicale, car l'enfant veut entrer en souffrance».

Mon époux me demanda mon avis à propos du discours du médecin. Je lui répondis que je suis prête et motivée pour l'intervention pour vue de sauver la vie de notre premier bébé. Mon époux se tait et me souhaita bon courage et bonne chance, puis me raccompagna à l'entrée de la salle de maternité.

Dans la maternité, les sages-femmes m'ont demandé de me laver avant l'intervention chirurgicale. Elles m'ont montré un seau en plastique que tout le monde utilise, avec tous les risques d'infections que je pouvais ramasser. Dans la douche, l'eau ne coule pas. Il faut puiser de l'eau. Et tout ceci, je faisais seule, tordue des douleurs.

Une heure après, les sages-femmes appellent mon époux pour lui montrer le bébé né par l'opération césarienne, pendant que je suis encore sous anesthésie. Deux heures plus tard, les sages-femmes me conduisirent dans la salle d'hospitalisation où je fus installée avec mon bébé en très bonne santé.

Dans la salle d'hospitalisation

Je suis restée pendant 6 jours dans la salle d'hospitalisation. Ici, j'ai rencontré d'autres condisciples gestantes qui ont accouché par césarienne, parmi elles, il y avait des primipares et non-primipares ayant assez d'expérience dans la maternité. En échangeant, je les ai raconté l'expérience que je venais de vivre pendant ma maternité.

Elles ont commencé à me raconter les leurs et comment elles les avaient gérées. Elles m'ont à cette occasion, dit ce que je devais réellement faire lorsque je fus dans l'attente d'accoucher. Elles m'ont fait voir qu'en venant à la CPN, il faillait déjà me familiariser avec les sages-femmes et que je pouvais leurs apporter des petits cadeaux.

Mes condisciples m'ont reproché de n'avoir pas joué à la souplesse ; donc, je n'ai pas bien coopéré ; car mon cas n'a pas été aussi si grave, elles pouvaient trouver d'autres solutions pour mon accouchement au lieu de procéder par l'intervention chirurgicale.

Ensuite, elles m'ont reproché qu'il ne fallait pas leur laisser me faire des touchers plusieurs fois pendant mes contractions, car ces actes endurcissent le col et par conséquent, empêchent l'évolution de l'ouverture du col utérin. J'ai finalement compris la stratégie des sages-femmes qui était celle de mettre à dessein mon bébé en souffrance et m'obliger de subir une intervention chirurgicale en vue d'augmenter la facture, surtout qu'elles étaient suffisamment informées sur le statut social de mon époux.

D'autres femmes gestantes qui ont été intervenues après nous, installées dans la même salle que nous, ont également manifesté leurs inquiétudes pour leurs cas d'intervention chirurgicale pour lesquelles elles ont été surprises le même jour d'accouchement. Elles n'ont pas compris pourquoi elles ont subi l'intervention, alors que leurs périodes prénatales se sont déroulées sans risques. La discussion s'est amplifiée dans la salle où nous fumes installées.

Une première hypothèse sortie de nos échanges fut de constater que le jour où nous avions accouché fut un dimanche de Pâques, un jour de fête; et que les agents médicaux voulaient avoir de l'argent pour fêter dans leurs familles, connaissant que la facture d'accouchement par césarienne coûte trois ou quatre fois plus chère que celle d'accouchement normal. Les personnels médicaux voulaient donc avoir plus d'argent.

COMMENT LA SOCIETE CONGOLAISE PERÇOIT-ELLE LA FEMME QUI ACCOUCHE PAR VOIE HAUTE DITE "CESARIENNE" ?

Ce chapitre veut répondre à cette interrogation, en démontrant comment une femme qui accouche par voie haute est perçue par la société de la République Démocratique du Congo. Cette perception est située à des niveaux différents notamment : la famille biologique de la femme elle-même, celle de son époux, par ses amies et voisinages, ainsi que sur le plan spirituel (dans son église) par les Pasteurs.

Il est également important de bien signaler qu'il existe deux méthodes par lesquelles une femme accouche : la première méthode est celle qualifiée de naturelle, c'est-à-dire par voie basse ; tandis que la deuxième est celle qui fait intervenir une opération chirurgicale, appelée communément en RDC" Césarienne".

Cette deuxième méthode intervient surtout quand il s'agit de sauver la vie, soit de la mère, soit de l'enfant ou soit de tous les deux à la fois, suite à des complications gynécologiques.(exemple : si le nouveau bébé est ligaturé par le cordon ombilical ; soit la mauvaise position de l'enfant dans le ventre ; soit la fermeture du col ; soit le nouveau bébé a le surpoids, etc.).

Sur le plan sociétal

Au sein de la société RD Congolaise, une femme qui accouche par voie haute "césarienne" est qualifiée de dépensière, car elle touche sur l'économie familiale en terme des dépenses ; surtout lorsque ses accouchements passent par cette méthode. L'attente d'un accouchement est toujours caractérisée par une programmation des dépenses. Pourtant, la CPN permet de suivre l'évolution de la grossesse et de se faire une idée sur le mode d'accouchement à travers les différents résultats obtenus lors des plusieurs rendez-vous avec le médecin. Rien ne pourrait s'improviser. Tout changement brusque, doit avoir une répercussion sur le budget familial déjà planifié, avec une situation socio-économique déjà difficile dont la population vit ces dernières années.

Dans la ville de Kinshasa, lorsque l'on apprend la nouvelle d'accouchement d'une femme, avant de chercher à connaitre le sexe de l'enfant, ce qui les intéressent, c'est d'abord vouloir connaître la méthode d'accouchement intervenue. Tous les mondes sont très contents lorsqu'ils apprennent que l'accouchement fut par voie basse dite naturelle. Vous recevrez les appels téléphoniques de félicitations qui fusent de partout. Les visites seront incessantes au domicile comme à l'hôpital par les proches, amis, membres de famille et connaissances. Mais si par contre, c'est l'accouchement par césarienne dont ils apprennent la nouvelle, c'est la désolation. Pas d'appels de félicitation ni des visites à domicile, à l'exception de ceux qui sont des meilleurs amis.

L'accouchement par la voie haute est perçu comme un signe d'incapacité physique chez une femme. Ceci veut dire que la femme a été incapable de pousser l'enfant sur le lit d'accouchement. Ça signifie encore que ce n'est pas la femme qui a accouché, mais l'on a accouché pour elle, soit on l'a aidé à accoucher.

Dans la salle d'accouchement, au lieu que les sages-femmes encouragent la jeune maman que je deviens, elles me disent sous forme de plaisanterie : **"maman, toboteli yo mwana po okokaki makambu te"**, qui se traduit en français par : **"Nous t'avons aidé à accoucher, car tu fis incapable"**.

Dans nos familles, c'est le même traitement que nous subissons. Et pour les femmes primipares, on désespère déjà, car nous estimons que la suite des accouchements sera par césarienne. Là, on conclut déjà que je suis une femme des dépenses. Au sein de la belle-famille, c'est tout un problème ! C'est la moquerie totale. Dans pareil cas, la seule consolation chez la jeune maman reste la survie de son bébé. Mais, la méfiance s'aggrave encore lorsqu'en accouchant par voie haute, le nouveau-né meurt. Ici la femme est traitée de tout. Si le bébé meurt, elle souffre davantage ; car même l'époux, au lieu de consoler sa femme, il se rallie dans le camp de sa famille.

La plaie de l'intervention chirurgicale empêche la jeune maman d'assurer certaines tâches et responsabilités au niveau de son ménage.

- **Dans le ménage** : la jeune maman aura des limites dans l'exercice de certains travaux : soulever les charges, nettoyer et arranger la maison, préparer la nourriture, etc. ceci démontre que les membres de la famille devront encore se mobiliser une fois pour venir assister la jeune mère dans son foyer. Ici la femme crée des tâches imprévues aux membres de la famille qui seront obligés de venir travailler chez la jeune mère à sa place.
  Même la femme de ménage (s'il elle existe), pendant cette période, est mécontente, car son volume de travail augmente, ce qui entraine en conséquence, une demande d'augmentation de son salaire.

  Sur le plan spirituel, particulièrement dans les églises protestantes dites du réveil, les pasteurs qui leur prêchent l'évangile estiment que le fait d'accoucher par la voie haute est un signe de malédiction parce que cette pratique contredit le passage biblique tiré du livre de la Genèse 3 ,6 par lequel Dieu s'est adressé à Eve en disant :"Je multiplierai tes souffrances de tes grossesses ; dans la souffrance, tu enfanteras tes fils…".

Ils ignorent que toutes ces méthodes d'accouchement par voie haute comme voie basse sont accompagnées des douleurs atroces. Aucune d'entre ces deux méthodes n'est moins douloureuse. Comment se fait-il qu'une femme dont le ventre fut ouvert puisse être épargnée des douleurs ? C'est impossible. Très souvent, les femmes qui refusent d'accoucher par césarienne, obéissant aux mots d'ordre de leurs Pasteurs, finissent par perdre soit leurs vies, soit de leurs enfants.

Scientifiquement, certaines recherches démontrent que l'accouchement par la voie haute, malgré les perceptions négatives que se font les membres de nos familles et amis, présente néanmoins quelques avantages dont les gens ignorent. **(1)** Ils est démontré que généralement, les femmes qui accouchent par voie haute ne prennent pas trop de poids après accouchement ; elles gardent souvent leurs tailles ; ce qui fait la joie à certains hommes (époux) qui n'aiment pas les femmes grasses. **(2)** elles sont épargnées des douleurs atroces d'enfantement et de la déchirure lorsque l'enfant qui doit sortir est plus gros ou a pris une position compliquée avant sa sortie.**(3)** Ils est également démontré scientifiquement selon certaines recherches des médecins, que les enfants nés par la voie haute sont plus éveillés que ceux nés par la méthode naturelle (voie basse), car ne subissent pas trop de traumatismes qui les fatiguent lors de la naissance, surtout au niveau de la tête.**(4)** l'accouchement par césarienne favorise une bonne planification des naissances, car une période de reconstitution physique chez la femme d'entre deux ou trois ans avant la nouvelle conception est exigée.**(5)** l'accouchement par voie haute maintient la voie vaginale en son état naturel et épargne la femme de l'élargissement et l'agrandissement de sa voie vaginale causée par la méthode naturelle qui est souvent l'une des causes d'infidélité chez certains époux. Certaines femmes interrogées à ce sujet nous ont avoué les difficultés dont elles vivent avec leurs époux dans leurs relations conjugales après accouchement.

RECOMMANDATIONS

1. GOUVERNEMENT DE LA RDC

Faire un plaidoyer au ministère de la santé publique pour :

- Mettre fin à la différence du tarif de prix entre les deux méthodes d'accouchement en vue de couper court à cette forme de corruption installée dans les structures de santé ;
- Identifier et sensibiliser les différents responsables de structures de santé (médecins, infirmiers, femmes-sages et personnel de santé), leur rappelant leurs serments prononcés, étant bien formés en psychologie des malades, ce sont eux qui doivent donner de l'assurance et espoir aux femmes qui attendent accoucher, au lieu de les traumatiser.
- Mettre en place une structure de contrôle des cas des décès pour diagnostiquer les modes de traitement et prise en charge des patients dans les grands hôpitaux de Kinshasa, auprès de laquelle les médecins seront redevables. Selon certains témoignages reçus de nos connaissances ayant suivi des soins médicaux en Europe, lorsqu'un patient meurt, le médecin traitant doit des explications à la famille biologique du patient et devant ses collègues médecins. Et si ses explications ne parviennent pas à convaincre, le médecin traitant risque d'être poursuivi en justice, ce qui n'est pas le cas chez nous en RDC où les médecins sont

les petits rois, qui ne donnent aucune explication sur le décès de quelqu'un ; et à qui on ne pose aucune question. On croit à tout ce qu'il dit.

2. AUX MEDECINS ET AUTRES MEMBRES DU CORPS MEDICAL

Les médecins ne peuvent pas continuer à se prendre pour des petits rois comme c'est les cas fréquents à Kinshasa. Ils ont aussi le devoir de rendre compte sur les malades. Plusieurs cas des décès qui surviennent dans les grands hôpitaux de Kinshasa pendant les accouchements sont à désirer car souvent, sont gérés selon les grés des médecins ; même pour les cas qui ne pouvaient pas engendrer des décès. La gestion de la santé d'une personne n'est pas un domaine privé qu'un médecin ou un infirmier peut gérer de manière unilatérale, mais, elle se discute ; et c'est cette discussion qui renforce la confiance entre les deux interlocuteurs. Par le dialogue entre médecin et le patient, on peut arriver à trouver une formule consensuelle pouvant aboutir à la guérison du patient.

3. AUX CHERCHEURS EN GENRE ET DEVELOPPEMENT

Il est vrai qu'actuellement en République Démocratique du Congo, toutes les attentions des chercheurs dans le domaine du genre sont restées focalisées sur les violences sexuelles faites aux femmes principalement celles vivant dans la partie Est du pays, tout en pensant que les femmes de Kinshasa souffrent moins ; c'est faux ! C'est le mode de la violence qui diffère. Celles de l'Est du pays souffrent par rapport à l'insécurité causée par les groupes armées, mais celles de Kinshasa subissent une autre forme de violence qui est une torture psychologique et physique également.

4. FEMMES ENCEINTES

Conscientiser les femmes enceintes à adopter un comportement positif face aux personnes qui leur font la moquerie et leur faire comprendre qu'il existe deux méthodes d'accouchement : celle d'accoucher par voie haute et celle d'accoucher par voie basse ; et que pendant leur grossesse, elles doivent s'attendre à l'une des deux.

5. RESPONSABLES RELIGIEUX

Les Pasteurs n'ont pas la mission d'induire les fidèles en erreur par des prédications non scientifiques ; mais surtout de les orienter sur la voie correcte et vérifiable. L'accouchement par la voie haute n'est pas synonyme des mauvais sorts ou d'une malédiction créée par les occultistes comme ils le pensent. Dans le livre de genèse 3,16 ; Dieu Lui-même affirme qu'il multipliera les souffrances dans les grossesses de la femme…Or, dans les deux méthodes précitées, les douleurs accompagnent toujours l'accouchement de la femme. Aucune d'entre les deux méthodes n'épargne la femme. Donc les Pasteurs devraient bien accompagner leurs fidèles qui accouchent, par la prière et/ou un accompagnement psychologique.

6. AUX EPOUX DES FEMMES GESTANTES

D'accepter leurs épouses et leur faire comprendre que dans la plus part des cas, accoucher par césarienne n'est pas signe d'incapacité de leurs épouses, mais pour certains cas, c'est voulu par le personnel médicaux en complicité avec les femmes-sages pour raison d'argent connaissant que la facture de l'intervention chirurgicale est plus élevée que l'accouchement par voie basse.

7. AUX MEMBRES DES FAMILLES ET AMIS

D'accueillir le nouveau-né avec joie, de féliciter la jeune maman quel que soit la méthode d'accouchement utilisée, de l'accompagner psychologiquement et matériellement.

CONCLUSION

La consultation prénatale "CPN" est une méthode d'observation et d'accompagnement de la femme enceinte depuis la conception du fœtus jusqu'au jour de son accouchement. Déjà, au deuxième trimestre de la grossesse, tous les risques de la grossesse doivent être bien identifiés et les mesures appropriées doivent être prises et surtout communiquées à la future maman qui porte la grossesse.

Ceci étant, la méthode d'accouchement doit déjà être connue en avance. Ce n'est pas dans la salle de travail où l'on doit être surprise d'apprendre que l'accouchement sera effectué par la voie haute, alors que pendant les huit mois des consultations prénatales au cour desquels les contrôles par radio, scanneur et échographie n'ont identifié aucun risque ; si tel est le cas, la CPN n'aurait pas sa raison d'être suivie. Dans tous les cas, nous ne regrettons pas d'avoir accouché par voie haute, mais plutôt d'être surprise de la circonstance.

En plus, les comportements affichés par le corps médical et les femmes-sages dès les premiers mois des consultations prénatales jusqu'au jour d'accouchement sont à déplorer. Leur manque de courtoisie et accompagnement psychologique des gestantes pendant leurs moments des douleurs sont là les gestes qui les éloignent de leurs serments prononcés pour sauver les vies humaines.

Leurs attentes des cadeaux de la part des femmes gestantes qui conditionnent leur accompagnement et la prise en charge lors de l'accouchement reflète une nouvelle forme de la corruption qui s'installe dans les structures médicales à Kinshasa.

Cette étude reste ouverte à d'autres chercheurs intéressés par cette problématique pour l'enrichir davantage. Toutefois, notre souhait serait, que dans nos prochaines maternités, nous puissions accoucher dans d'autres villes ou dans les pays étrangers afin d'effectuer des recherches comparatives sur les réalités des traitements au sein d'autres maternités de confirmer qu'effectivement le parcours d'une grossesse jusqu'à l'accouchement est réellement un calvaire chez la femme gestante de Kinshasa.

Table des matières

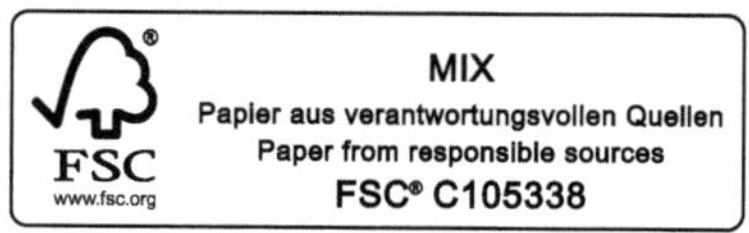

Printed by Books on Demand GmbH, Norderstedt / Germany